Gratitud

Oliver Sacks

Gratitud

Traducción de Damià Alou

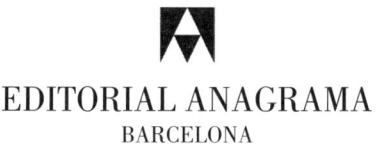

EDITORIAL ANAGRAMA

BARCELONA

Título de la edición original:
Gratitude
Alfred A. Knopf
Nueva York, 2015

Ilustración: fotografía © Bill Hayes

Primera edición en «Panorama de narrativas»: febrero 2016
Primera edición en «Compactos»: mayo 2025

Diseño de la colección: Julio Vivas y Estudio A

© De la traducción, Damià Alou, 2016

© Oliver Sacks, 2015

© EDITORIAL ANAGRAMA, S. A. U., 2016
   Pau Claris, 172
   08037 Barcelona

ISBN: 978-84-339-2915-0
Depósito legal: B. 4458-2025

Printed in Spain

Liberdúplex, S. L. U., ctra. BV 2249, km 7,4 - Polígono Torrentfondo
08791 Sant Llorenç d'Hortons

Aunque ahora veo la muerte cara a cara, la vida todavía me acompaña.

PREFACIO

En este cuarteto de ensayos, escritos en los últimos dos años de su vida, Oliver Sacks se enfrenta a la vejez, la enfermedad y la muerte con extraordinaria elegancia y lucidez. El primer ensayo, «Mercurio», escrito de una sentada justo antes de su ochenta cumpleaños, en julio de 2013, celebra las delicias de la vejez sin cerrar los ojos ante la fragilidad del cuerpo y la mente que aquélla conlleva.

Dieciocho meses después, tras completar una versión definitiva de su autobiografía, *En movimiento,* el doctor Sacks recibió la noticia de que esa forma singular de melanoma que había sufrido en el ojo, diagnosticado por primera vez en 2005, había hecho metástasis y ahora le afectaba al hígado. Se trataba de un tipo de cáncer con muy pocas opciones de tratamiento, y los médicos le pronosticaron que probablemente no le quedaban más de seis meses. A los pocos días acabó el ensayo «De mi propia vida», en el que expresaba su inmenso sentimiento de gratitud por haber tenido una buena vida. Sin embargo, se planteó si publicarlo de inmediato. ¿No era un poco prematuro? ¿Quería hacer pública la noticia de su enfermedad terminal? Un mes más tarde, literalmente mientras entraba en el quirófano para que le aplicaran un tratamiento que le concedería unos meses más de vida activa, pidió que mandaran el ensayo a *The New York Times,* donde se publicó al día siguiente. La tremenda reacción de simpatía que despertó «De mi propia vida» le resultó inmensamente gratificante.

Durante los meses de mayo, junio y principios de julio de 2015 gozó de una salud relativamente buena, y pudo escribir, nadar, tocar el piano y viajar. Escribió varios ensayos durante ese periodo, entre ellos «Mi tabla periódica», en el que reflexiona sobre la pasión que ha sentido toda su vida por la tabla periódica de los elementos y sobre su propia mortalidad.

En agosto, la salud del doctor Sacks comenzó a declinar rápidamente, pero dedicó sus últimas energías a escribir. El artículo final de este libro, «Sabbat», fue especialmente importante para él, y repasó cada palabra una y otra vez, destilándolo hasta su esencia. Se publicó dos semanas antes de su muerte, el 30 de agosto de 2015.

KATE EDGAR Y BILL HAYES

Gratitud

Mercurio

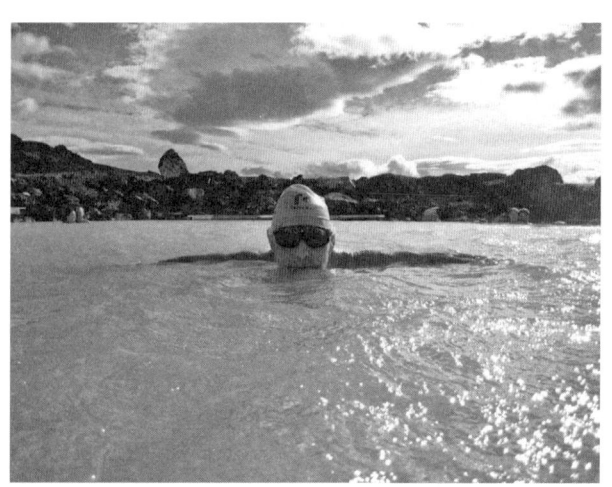

Anoche soñé con mercurio: unos glóbulos enormes y relucientes que subían y bajaban. El mercurio es el elemento número 80, y mi sueño me recordaba que el jueves cumpliré ochenta años.

A lo largo de mi vida, he visto cómo los elementos y los aniversarios se entrelazaban desde que era niño, cuando averigüé lo que eran los números atómicos. A los once años podía decir «Soy sodio» (el elemento 11), y ahora, a los setenta y nueve, soy oro. Hace unos pocos años, cuando le regalé a un amigo un frasco de mercurio por su ochenta cumpleaños –un frasco especial que ni goteaba ni se podía romper–, éste me miró de una manera un tanto rara, pero luego me mandó una preciosa carta en la que acababa bromeando: «Cada mañana tomo un poco para mantenerme sano.»

¡Ochenta años! Casi no me lo creo. A menudo tengo la impresión de que la vida está a punto de comenzar, sólo para comprender que casi termina. Mi madre era la número dieciséis de dieciocho hermanos; yo soy el menor de cuatro hijos, y casi el más joven de la interminable caterva de primos por parte de madre. En la secundaria siempre fui el más joven de la clase, y he conservado esta sensación de ser el más joven, aun cuando ahora soy la persona más vieja que conozco.

A los cuarenta y uno pensé que iba a morir a causa de una grave caída en la que me rompí una pierna mientras hacía alpinismo en solitario. Me entablillé la pierna lo mejor que pude y me arrastré montaña abajo ayudándome torpemente con los brazos. En las largas horas que siguieron, me asaltaron muchos recuerdos, buenos y malos. Pero casi todos fueron de gratitud: gratitud por lo que los demás me habían dado, y gratitud también por haber podido corresponderles con algo a cambio. *Despertares* se había publicado el año anterior.

Ahora que tengo casi ochenta años y sufro una serie de problemas médicos y quirúrgicos, ninguno de los cuales me tiene impedido, me alegro de estar vivo. «¡Me alegro de no estar muerto!», exclamo a veces cuando hace un día espléndido. (Lo cual contrasta con una historia que le oí contar a un amigo: una espléndida mañana de primavera paseaba con Samuel Beckett por París, y mi amigo le dijo: «En un día como éste, ¿no se alegra de estar vivo?» A lo cual Beckett contestó: «Tampoco hay que exagerar.») Doy gracias por haber vivido muchas cosas –algunas maravillosas y otras horribles– y por haber sido capaz de escribir una docena de libros, por haber recibido innumerables cartas de amigos, colegas y lectores, y por haber disfrutado de lo que Nathaniel Hawthorne denominó «un diálogo con el mundo».

Lamento haber desperdiciado mucho tiempo (todavía lo hago); lamento ser tan terriblemente tímido a los ochenta como lo era a los veinte; lamento no hablar otro idioma que mi lengua materna, y no haber viajado ni conocido tantas culturas como debería.

Tengo la sensación de que debería intentar completar mi vida, aunque no sepa muy bien qué significa «completar una vida». Algunos de mis pacientes que ya han cumplido los noventa o los cien años entonan el *nunc dimittis:* «He tenido una vida plena, y ahora estoy preparado para partir.» Para algunos, eso significa ir al cielo, y siempre es al cielo antes que al infierno, a pesar de que Samuel Johnson y James Boswell se echaran a temblar sólo de pensar que podían ir al infierno y se enfurecieran con David Hume, que no compartía dichas creencias. No tengo fe en ninguna existencia después de la muerte, ni la deseo: tan sólo albergo la esperanza de perdurar en el recuerdo de los amigos y de que algunos de mis libros puedan seguir «hablando» a la gente después de mi muerte.

W. H. Auden a menudo me confesaba que creía que llegaría a los ochenta y que luego se iría «a la mierda» (sólo vivió hasta los sesenta y siete). Aunque ya han transcurrido cuarenta años desde su muerte, a menudo sueño con él, y con mis padres, y con antiguos pacientes; todos ellos ya fallecidos, pero a los que amé, y que fueron importantes en mi vida.

A los ochenta años asoma el espectro de la demencia o el ictus. Una tercera parte de mis coetáneos han muerto, y son muchos más los que, afectados por un profundo deterioro físico o mental, se ven atrapados en una existencia trágica y mínima. A los ochenta, las señales del deterioro son perfectamente visibles. Nuestras reacciones son un poco más lentas, cada vez nos cuesta más recordar un nombre, hay que dosificar las energías, pero aun así muchas veces uno se siente lleno de energía y vitalidad, y en absoluto «viejo». Quién sabe si, con suerte, conseguiré permanecer más o menos incólume unos cuantos años más y se me concederá la libertad de seguir amando y trabajando, según Freud las dos cosas más importantes de la vida.

Cuando llegue mi momento, espero morir al pie del cañón, como hizo Francis Crick. Cuando le dijeron que se le había reproducido su cáncer de colon, al principio no dijo nada; se quedó un minuto con la mirada perdida y a continuación siguió con sus reflexiones anteriores. Cuando semanas más tarde volvieron a preguntarle por su diagnóstico, contestó: «Todo lo que tiene un principio ha de tener un final.» Cuando murió, a los ochenta y ocho años, aún seguía completamente inmerso en su trabajo más creativo.

Mi padre, que vivió hasta los noventa y cuatro, solía decir que la década de los ochenta a los noventa había sido la que más había disfrutado de su vida. Para él, y ahora empiezo a compartir su opinión, esos años no eran tanto una mengua como una ampliación de su vida mental y su perspectiva. A esa edad posees una larga experiencia vital, no sólo de tu propia vida, sino también de la de los demás. Has visto triunfos y tragedias, expansiones y recesiones económicas, guerras y revoluciones, grandes logros y también profundas ambigüedades. Has presenciado el auge de grandes teorías que al final se han visto derrotadas por la terquedad de los hechos. Eres más consciente de la fugacidad de la vida, y quizá te fijas más en la belleza. A los ochenta puedes ver las cosas con gran perspectiva y contemplar la historia como algo vivo y vivido, algo imposible cuando se es más joven. Soy capaz de imaginar, de sentir en mis huesos, lo que es un siglo, cosa imposible cuando tenía cuarenta o sesenta años. No considero la vejez una época cada vez más sórdida que uno tiene que soportar e ir trampeando como puede, sino una época de ocio y libertad, en la que te ves emancipado de las artificiosas urgencias de años anteriores, y esa libertad me permite explorar cuanto se me antoja, e integrar los pensamientos y sentimientos de toda una vida.

Estoy impaciente por cumplir los ochenta.

De mi propia vida

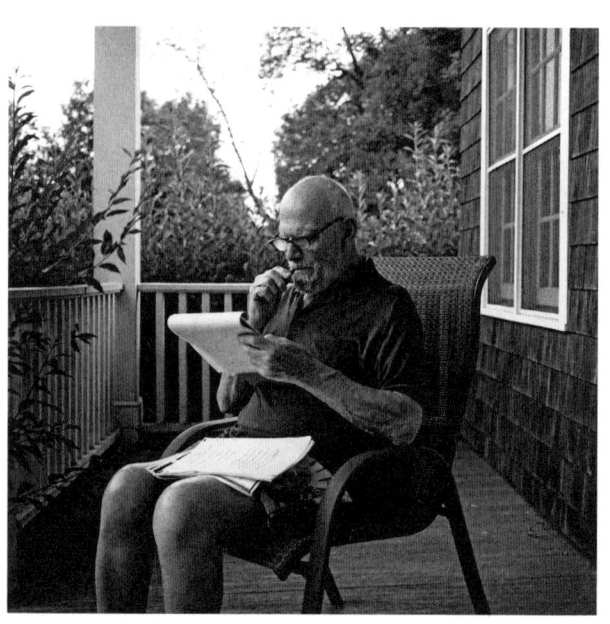

Hace un mes hubiera dicho que me encontraba bien de salud, incluso la hubiera calificado de excelente. A los ochenta y un años, seguía nadando kilómetro y medio cada día. Pero se me ha acabado la suerte: hace unas semanas me comunicaron que padezco metástasis múltiple en el hígado. Hace nueve años me descubrieron en el ojo un tumor poco común, un melanoma ocular. El tratamiento con radiación y láser para eliminar el tumor acabó por dejarme ciego de ese ojo. Y aunque los melanomas oculares hacen metástasis en quizá el cincuenta por ciento de los casos, dadas mis circunstancias, la probabilidad era mucho menor. Yo me encuentro entre ese desafortunado porcentaje.

Doy gracias por que se me hayan concedido nueve años de buena salud y productividad desde el diagnóstico original, pero ahora veo la muerte cara a cara. El cáncer ocupa una tercera parte de mi hígado, y, aunque se puede frenar su avance, este tipo específico de cáncer no se puede detener.

Ahora me toca decidir cómo quiero vivir los meses que me quedan. Tengo que vivirlos de la manera más rica, intensa y productiva que pueda, y a ello me animan las palabras de uno de mis filósofos favoritos, David Hume, el cual, al enterarse de que sufría una enfermedad mortal a los sesenta y cinco años, en un solo día de abril de 1776 escribió una breve autobiografía. La tituló *De mi propia vida*.

«Supongo que el deterioro será rápido», escribió. «He sufrido muy poco dolor a causa de la enfermedad; y lo más extraño es que, a pesar del enorme declive físico, mi espíritu no ha sufrido ni un instante de abatimiento. Me aplico a mis estudios con el mismo ardor de siempre, y siento la misma alegría cuando estoy acompañado.»

He tenido la suerte de vivir más de ochenta años, y esos quince años más de los sesenta y cinco que pudo vivir Hume han sido igualmente pródigos en trabajo y en amor. En ese tiempo he publicado cinco libros y completado una autobiografía (bastante más larga que las escasas páginas de Hume), y tengo varios libros más casi terminados.

Hume añadía: «Soy (...) un hombre de carácter ponderado, que controla su genio, de talante abierto, social y alegre, capaz de sentir afecto y poco dado a la enemistad, y de gran moderación en todas sus pasiones.»

En este punto difiero de Hume. Aunque he disfrutado de relaciones amorosas y amistades y carezco de auténticos enemigos, no puedo decir (ni tampoco podría decirlo nadie que me conozca) que soy un hombre de carácter ponderado. Por el contrario, soy una persona de temperamento vehemente, de violentos entusiasmos y extrema inmoderación en todas sus pasiones.

Y, sin embargo, hay una frase del ensayo de Hume que me parece especialmente cierta: «Creo que nunca», escribió, «había visto las cosas con tanta distancia como ahora.»

En los últimos días he sido capaz de ver mi vida desde una gran altura, como si fuera un paisaje, y con una percepción cada vez más profunda de que todas sus partes están conectadas. Aunque eso no significa que ya no quiera saber nada de la vida. Por el contrario, me siento intensamente vivo, y quiero y espero, en el tiempo que me queda, estrechar mis amistades, despedirme de aquellos que amo, escribir más, viajar si tengo fuerzas y ser capaz de comprender y conocer más y mejor.

Para ello hará falta audacia, claridad y llamar a las cosas por su nombre; intentaré saldar cuentas con el mundo. Pero también habrá tiempo para divertirse (e incluso para hacer un poco el tonto).

De repente veo las cosas con claridad y perspectiva. No queda tiempo para lo superfluo. Debo concentrarme en mí mismo, en mi trabajo y mis amigos. Ya no veré cada noche el noticiario en televisión. Ya no prestaré atención a los políticos ni a los debates sobre el calentamiento global.

No se trata de indiferencia, sino de distancia. Todavía me preocupa mucho Oriente Medio, el calentamiento global, la creciente desigualdad, pero ya no son asunto mío; pertenecen al futuro. Me llena de alegría conocer a jóvenes con talento, incluso al que me hizo una biopsia y me diagnosticó las metástasis. Siento que el futuro está en buenas manos.

Desde hace unos diez años soy cada vez más consciente de la muerte de mis coetáneos. Mi generación está ya en la puerta de salida, y siento cada muerte como un desprendimiento, como si me desgarraran una parte de mí. Cuando hayamos desaparecido, no quedará nadie como nosotros, pero lo cierto es que nadie es igual a los demás. Cuando alguien muere, no se le puede reemplazar. Deja un agujero que no se puede llenar, pues el destino —el destino genético y nervioso— de cada ser humano consiste en ser un individuo único, en encontrar su propio camino, vivir su propia vida, enfrentarse a su propia muerte.

No voy a fingir que no estoy asustado. Pero mi sentimiento predominante es el de gratitud. He amado y he sido amado; he recibido mucho y he dado algo a cambio; he leído y viajado, he pensado y escrito. He mantenido un diálogo con el mundo, ese diálogo especial que mantienen los escritores y los lectores.

Por encima de todo, he sido un ser sintiente, un animal pensante en este hermoso planeta, y eso, en sí mismo, ha sido ya un enorme privilegio y una aventura.

Mi tabla periódica

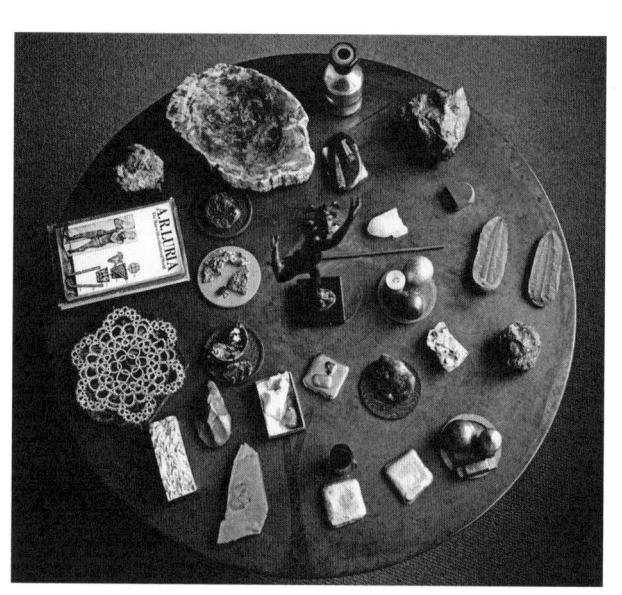

Espero con impaciencia, casi con ansia, la llegada semanal de revistas como *Nature* y *Science,* y enseguida busco los artículos sobre ciencias físicas, y no, como quizá debería, los artículos sobre biología y medicina. Son las ciencias físicas las que primero me sedujeron, siendo niño.

En un número reciente de *Nature* aparecía un fascinante artículo del físico ganador del Premio Nobel Frank Wilczek, en el que explicaba una manera nueva de calcular las masas ligeramente distintas de los neutrones y los protones. Los nuevos cálculos confirman que los neutrones son un poco más pesados que los protones –la relación de sus masas es de

939,56563 a 938,27231–, una diferencia trivial, podría pensarse, pero, de haber sido distinta, el universo tal como lo conocemos nunca se habría llegado a desarrollar. La capacidad de llevar a cabo este cálculo, escribió el doctor Wilczek, «nos anima a predecir un futuro en el que la física nuclear alcance ese nivel de precisión y versatilidad que la física atómica ya ha alcanzado», una revolución que, por desgracia, yo nunca veré.

Francis Crick estaba convencido de que «el arduo problema» –comprender cómo el cerebro da lugar a la conciencia– se resolvería en 2030. «Tú lo verás», le decía a menudo a mi amigo Ralph, que es neurólogo, «y puede que tú también, Oliver, si llegas a mi edad.» Crick vivió casi hasta los noventa, y trabajó y reflexionó sobre la conciencia hasta el último momento. Ralph murió de manera prematura a los cincuenta y dos, y yo, a los ochenta y dos, sufro una enfermedad terminal. Debo decir que tampoco me preocupa mucho «el arduo problema» de la conciencia, pues la verdad es que tampoco lo veo como un problema; pero me entristece no ver la nueva física nuclear que el doctor Wilczek imagina, ni tampoco miles de nuevos adelantos en las ciencias físicas y biológicas.

Hace unas semanas, estando en el campo, lejos de las luces de la ciudad, vi todo el cielo «espolvoreado de astros» (en palabras de Milton); imaginaba que ese cielo sólo se podía ver desde mesetas altas y áridas como la de Atacama, en Chile (donde están algunos de los telescopios más potentes del mundo). Fue ese celestial resplandor lo que de repente me hizo comprender que me quedaba muy poco tiempo, muy poca vida. Mi percepción de la belleza y eternidad de los cielos se vio indisolublemente unida a una sensación de fugacidad... y muerte.

Les dije a mis amigos Kate y Allen: «Me gustaría ver otra vez un cielo así cuando me esté muriendo.»

«Te sacaremos en silla de ruedas», me dijeron.

Desde que en febrero escribí que padecía cáncer con metástasis, me han sido de gran consuelo los centenares de cartas que he recibido, las expresiones de amor y agradecimiento, y la sensación de que (a pesar de todo) puede que haya llevado una vida buena y útil. Siento una gran alegría y gratitud por todo ello, pero nada me ha impactado tanto como me impactó aquel cielo nocturno lleno de estrellas.

Desde niño he tenido tendencia a afrontar la pérdida de un ser querido recurriendo a lo no humano. Cuando a los seis años me llevaron a un internado, al comienzo de la Segunda Guerra Mundial, los números se convirtieron en mis amigos; cuando regresé a Londres, a los diez años, los elementos de la tabla periódica pasaron a ser mis compañeros. En los momentos de adversidad he acudido, o regresado, a las ciencias físicas, un mundo en el que no hay vida, pero tampoco muerte.

Y ahora, en esta encrucijada, cuando la muerte ya no es un concepto abstracto, sino una presencia –innegable de tan cercana–, vuelvo a rodearme, igual que cuando era niño, de metales y minerales, pequeños emblemas de eternidad. Y en una punta de mi escritorio conservo el elemento 81, en una preciosa cajita que me enviaron mis amigos ingleses también aficionados a los elementos. En la cajita se puede leer: «Feliz cumpleaños de talio», un recuerdo de cuando cumplí ochenta y un años el pasado julio; y luego está el reino dedicado al plomo, el elemento 82, que conmemora mi ochenta y dos cumpleaños, celebrado a principios de este mismo mes. También hay un cofrecillo de plomo que contiene el elemento 90, el torio, torio cristalino, tan hermoso como un diamante, y naturalmente radiactivo: de ahí el cofrecillo de plomo.

A principios de año, la semana después de enterarme de que padecía cáncer, me encontraba bastante bien, a pesar de que tenía el hígado medio invadido por las metástasis. Cuando en febrero me trataron el cáncer de hígado inyectándome unas gotas diminutas en las arterias hepáticas –un procedimiento conocido como embolización–, me sentí fatal durante unas cuantas semanas, pero luego me encontré perfectamente, lleno de energía física y mental. (La embolización prácticamente había eliminado las metástasis.) Aquello no era una remisión, sino un intermedio, un momento para estrechar amistades, visitar pacientes y viajar a mi patria natal, Inglaterra. En aquella época la gente casi no se creía que sufriera una enfermedad terminal, y a mí tampoco me costaba nada olvidarlo.

Esa sensación de energía y salud comenzó a declinar cuando mayo se transformó en junio, pero conseguí celebrar mi ochenta y dos cumpleaños a lo grande. (Auden decía que uno siempre debía celebrar su cumpleaños, por muy mal que se sintiera.) Pero ahora sufro náuseas y pérdida de apetito; de día me entran escalofríos, y por la noche sudores; y sobre todo padezco un cansancio generalizado, y si hago demasiadas cosas me entra un agotamiento repentino. Sigo nadando cada día, pero ahora más lentamente, pues empieza a faltarme un poco el aliento. Antes podía negarlo, pero ahora sé que estoy enfermo. El TAC del 7 de julio confirmó que las metástasis no sólo se habían reproducido en el hígado, sino que ya se habían extendido más allá.

La semana pasada comencé otro tratamiento: la inmunoterapia. Tiene sus riesgos, pero espero que me conceda unos cuantos meses más. Sin embargo, antes de iniciarlo, quise divertirme un poco haciendo un viaje a Carolina del Norte para ver el maravilloso centro de investigación de lémures de la Universidad de Duke. Los lémures están próximos a la estirpe ancestral de la que surgieron todos los primates, y me alegra pensar que uno de mis antepasados, hace cincuenta millones de años, era una pequeña criatura que moraba en los árboles, no muy distinta a los lémures de hoy. Me encanta su revoltosa vitalidad, su naturaleza inquisitiva.

Junto al círculo de plomo de mi mesa se halla la patria del bismuto: bismuto de origen natural procedente de Australia; unos pequeños lingotes en forma de limusina procedentes de una mina de Bolivia; un bismuto fundido y enfriado lentamente para producir unos hermosos cristales iridiscentes escalonados como una aldea hopi; y, en un guiño a Euclides y a la belleza de la geometría, un cilindro y una esfera hechos de bismuto.

El bismuto es el elemento 83. No creo que llegue a cumplir esa edad, pero siento que hay algo esperanzador, algo alentador, en tener cerca de mí ese «83». Además, siento debilidad por el bismuto, un modesto metal de color gris, a menudo desdeñado e ignorado incluso por los amantes de los metales. La simpatía que como médico siento por los maltratados o marginados se extiende al mundo inorgánico, y halla un paralelismo en mi predilección por el bismuto.

Estoy casi seguro de que no llegaré a mi cumpleaños de polonio (el ochenta y cuatro), ni tampoco quiero tener cerca nada de polonio, un material de una radiactividad intensa y mortal. Pero al otro extremo de la mesa –mi tabla periódica– tengo una pieza hermosamente torneada de berilio (el elemento 4), para que me recuerde mi infancia y los muchos años transcurridos desde que comenzó mi vida, que no tardará en acabar.

Sabbat

.

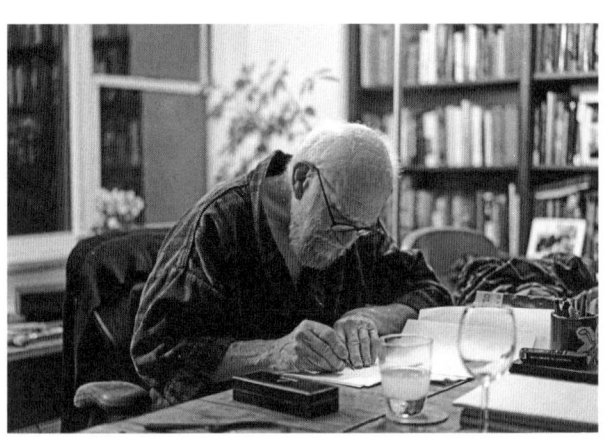

Mi madre y sus diecisiete hermanos y hermanas tuvieron una educación judía ortodoxa, y en todas las fotografías que se conservan de su padre lo vemos tocado con una kipá, y me han contado que se despertaba si durante la noche se le caía. Mi padre también creció en un ambiente ortodoxo. Tanto él como mi madre eran muy conscientes del cuarto mandamiento («Acuérdate del sabbat, santifícalo»), y el sabbat (Shabbos, como lo llamábamos los judíos de origen lituano) era completamente distinto del resto de la semana. A nadie se le permitía trabajar, ni conducir, ni utilizar el teléfono; estaba prohibido encender una luz o una estufa. Mis padres, como eran médicos, hacían excepciones. No podían dejar el teléfono descolgado ni evitar conducir del todo; tenían que estar disponibles, si era necesario, para visitar a sus pacientes, practicar una operación o asistir a un parto.

Vivíamos en una comunidad judía bastante ortodoxa de Cricklewood, en el noroeste de Londres, donde el carnicero, el panadero, el verdulero y el pescadero cerraban la tienda con tiempo suficiente para celebrar el sabbat, y no volvían a abrir las persianas hasta el domingo por la mañana. Todos ellos, y todos nuestros vecinos, imaginábamos, celebraban el Shabbos de la misma manera que nosotros.

Hacia el mediodía del viernes, mi madre se despojaba de su identidad y atuendo quirúrgicos y se dedicaba a preparar *gefilte*[1] de

1. Se trata de un plato emblemático de la cocina judía: básicamente pescado molido con verduras que se hornea en forma de bastón o con el que se preparan albóndigas. *(N. del T.)*

pescado y otras delicias del Shabbos. Justo antes de que oscureciera, encendía las velas rituales, ahuecaba las manos en torno a las llamas y murmuraba una oración. Todos nos vestíamos con ropa limpia y nos reuníamos para la primera comida del sabbat, la cena del viernes. Mi padre levantaba su copa de vino de plata y salmodiaba las bendiciones y el Kidush,[1] y después de la cena nos dirigía mientras entonábamos la acción de gracias.

El sábado por la mañana, mis tres hermanos y yo seguíamos a nuestros padres hasta la sinagoga de Cricklewood, en Walm Lane, un enorme edificio construido en la década de 1930 para dar cabida a parte del éxodo de judíos que en aquella época llegaron al barrio procedentes del East End. En mi infancia la sinagoga estaba siempre llena, y cada uno tenía su asiento asignado: los hombres

1. Es una bendición que se recita sobre el vino durante las festividades judías y el sabbat. *(N. del T.)*

abajo y las mujeres –mi madre, diversas tías y primas– arriba; yo era pequeño y a veces las saludaba con la mano durante el servicio. Aunque no entendía el hebreo del devocionario, me encantaba su música, y sobre todo escuchar cómo cantaban las antiguas oraciones medievales, dirigidas por nuestro jazán, un hombre de un extraordinario talento musical.

Después del servicio, volvíamos a reunirnos delante de la sinagoga para hacer un poco de vida social, y luego solíamos ir dando un paseo hasta casa de mi tía Florrie y sus tres hijos para rezar un Kidush, que acompañábamos con un vino tinto dulce y torta de miel, lo justo para abrirnos el apetito antes de almorzar. Después de una comida fría en casa –*gefilte* de pescado, salmón cocido a fuego lento y gelatina de remolacha–, los sábados por la tarde, si ninguna emergencia médica reclamaba a mis padres, los dedicábamos a las visitas familiares. Tíos, tías y primos venían a vernos para tomar el té, o nosotros íbamos a verlos a ellos; todos vivíamos cerca y podíamos ir andando.

La Segunda Guerra Mundial diezmó la comunidad judía de Cricklewood, y la comunidad judía de Inglaterra en general perdió a miles de miembros en los años de la posguerra. Muchos judíos, entre ellos algunos primos míos, emigraron a Israel; otros se fueron a Australia, Canadá o Estados Unidos; mi hermano mayor, Marcus, se marchó a Australia en 1950. Y muchos de los que se quedaron asimilaron y adoptaron formas del judaísmo diluidas y atenuadas. Nuestra sinagoga, abarrotada cuando yo era niño, ahora estaba cada vez más vacía.

En 1946 salmodié mi parte de bar mitzvá delante de una sinagoga relativamente llena, entre cuyos asistentes había varias docenas de parientes, aunque, en mi caso, eso supuso el final de la práctica formal del judaísmo. No abracé los deberes rituales de un judío adulto

—rezar cada día, ponerse las filacterias antes de la oración matinal de los días no festivos—, y poco a poco me volví más indiferente a las creencias y costumbres de mis padres, aunque no hubo ningún momento específico de ruptura hasta que cumplí los dieciocho años. Fue entonces cuando mi padre, al interrogarme sobre mis tendencias sexuales, me obligó a admitir que me gustaban los chicos.

«No he hecho nada», dije, «no es más que una sensación. Pero no se lo cuentes a mamá. Será incapaz de aceptarlo.»

Pero mi padre se lo contó, y a la mañana siguiente mi madre bajó con una expresión de horror y me gritó: «Eres una abominación. Ojalá no hubieras nacido.» (Sin duda recordaba el versículo del Levítico que reza: «Si un hombre se acuesta con varón como hace con mujer, ambos han cometido una abominación: morirán sin remedio, su sangre caerá sobre ellos.»)

Aquella cuestión nunca se volvió a mencionar, pero las duras palabras de mi madre me hicieron detestar la capacidad de la religión para fomentar el fanatismo y la crueldad.

Después de obtener el título de médico en 1960, me marché repentinamente de Inglaterra, alejándome de mi familia y mi comunidad, y me dirigí al Nuevo Mundo, donde no conocía a nadie. Cuando me trasladé a Los Ángeles, me integré hasta cierto punto en la comunidad de levantadores de pesas de Muscle Beach, y también en el grupo de residentes de neurología de la UCLA. Pero yo anhelaba una relación más profunda –un «significado»– en mi vida, y fue el carecer de ella, creo, lo que en la década de 1960 me condujo a una adicción casi suicida a las anfetaminas.

Comencé a recuperarme lentamente cuando en Nueva York encontré un trabajo que significaba algo para mí, en un hospital para enfermos crónicos del Bronx (en *Despertares* le di el nombre de «Monte Carmelo»). Los pacientes me fascinaban, me preocupaba mucho por ellos, y me tomé como una especie de misión contar sus historias: historias de situaciones prácticamente desconocidas, casi inimaginables para el público en general, y, desde luego, para muchos de mis colegas. Había descubierto mi vocación y me entregué a ella en cuerpo y alma, con total determinación, y con muy poco apoyo por parte de mis compañeros de profesión. Casi sin darme cuenta, me convertí en un narrador en una época en que el relato médico casi había desaparecido. Aquello no me disuadió, pues sentí que mis raíces se hundían en las grandes historias neurológicas del siglo XIX (y para ello sí encontré el aliento del gran neuropsicólogo ruso A. R. Luria). Durante muchos años llevé una existencia solitaria, casi monacal, pero profundamente satisfactoria.

Durante la década de 1990 conocí a un primo y coetáneo mío, Robert John Aumann, un hombre de aspecto impresionante, de complexión robusta y atlética, y con una barba blanca que ya a los sesenta años le otorgaba un aspecto de sabio venerable. Es un hombre de una gran capacidad intelectual, pero también provisto de gran ternura y calidez humanas, y de un profundo compromiso religioso; de hecho, «compromiso» es una de sus palabras favoritas. Aunque en su trabajo defiende la racionalidad en la economía y en los asuntos humanos, para él no existe ningún conflicto entre la razón y la fe.

Insistió en que yo colocara una *mezuzá*[1] sobre mi puerta, y me trajo una de Israel. «Sé que no eres creyente», me dijo, «pero de todos modos deberías tener una.» No le llevé la contraria.

En una extraordinaria entrevista que concedió en 2004, Robert John habló de su vida académica, que había dedicado al estudio de las matemáticas y la teoría de juegos, pero

---

1. Se trata de un pergamino que contiene dos versículos de la Torá y que, dentro de una cajita, se coloca a un lado o sobre la puerta de la casa. *(N. del T.)*

también de su familia: que iba a esquiar y a hacer alpinismo con algunos de sus casi treinta hijos y nietos (los acompañaba un cocinero de comida *kosher* cargado de cacerolas), y que para él el sabbat era muy importante.

«La observancia del sabbat es algo en extremo bello», dijo, «y es imposible si no eres religioso. Ni siquiera es una cuestión de mejorar la sociedad, sino de mejorar la propia calidad de vida.»

En diciembre de 2005, Robert John recibió el Premio Nobel por su valiosísimo trabajo durante cincuenta años en el campo de la economía. No fue un invitado especialmente cómodo para el Comité del Nobel, pues viajó a Estocolmo con su familia, acompañado de muchos hijos y nietos, y hubo que proporcionarles a todos platos, utensilios y comida especial *kosher,* y ropa de etiqueta especial que no tuviera ninguna mezcla de lana y lino, algo prohibido por la Biblia.

Ese mismo mes descubrí que padecía cáncer en un ojo, y al mes siguiente, mientras me encontraba en el hospital para seguir el tratamiento, Robert John vino a visitarme. Me contó un montón de entretenidas historias sobre el Premio Nobel y la ceremonia de Estocolmo, pero también insistió en que, de haberse visto obligado a viajar a Estocolmo en sábado, habría rechazado el premio. Su compromiso con el sabbat, con esa sensación de paz absoluta y alejamiento de las preocupaciones mundanas, era más importante incluso que un Nobel.

En 1955, cuando tenía veintidós años, fui a Israel a pasar varios meses trabajando en un kibutz, y aunque me gustó, decidí no regresar. A pesar de que muchos de mis primos se habían trasladado a vivir allí, la política de Oriente Medio me producía un gran desasosiego, y sospechaba que en una sociedad profundamente religiosa me encontraría fuera de lugar. Pero en la primavera de 2014, al enterarme de que mi prima Marjorie –una doctora que había sido protegida de mi madre y que había trabajado en el campo de la medicina hasta los noventa y ocho años– se estaba muriendo, la llamé a Jerusalén para despedirme. Su voz me resultó inesperadamente poderosa y retumbante, con un acento muy parecido al de mi madre. «No pienso morirme hoy», me dijo, «y el 18 de junio celebro mis cien años. ¿Por qué no vienes?»

«Naturalmente que iré», respondí. Pero al colgar comprendí que acababa de rectificar una decisión tomada casi sesenta atrás.

No fue más que una visita familiar. Celebré los cien años de Marjorie con ella y toda su parentela. Vi a otros dos primos por los que sentía un gran aprecio de cuando vivía en Londres, a innumerables primos segundos y lejanos, y naturalmente a Robert John. No me sentía aceptado de ese modo por mi familia desde que era niño.

Me imponía cierto respeto visitar a mi familia ortodoxa acompañado de mi amante,

Billy –las palabras de mi madre todavía resonaban en mi cabeza–, pero también a Billy lo recibieron con gran afecto. El enorme cambio de talante, incluso entre los ortodoxos, quedó claro cuando Robert John nos invitó a Billy y a mí a compartir la primera comida del sabbat con él y su familia.

La paz del sabbat, de ese mundo detenido, de ese tiempo fuera del tiempo, era palpable, lo impregnaba todo, y me sentí inundado de melancolía, algo parecido a la nostalgia, y comencé a preguntarme: ¿Y si esta circunstancia y la otra y la otra hubieran sido distintas? ¿Qué clase de persona habría sido yo? ¿Qué clase de vida habría llevado?

En diciembre de 2014 finalicé mi autobiografía, *En movimiento,* y le entregué el manuscrito a mi editor sin imaginar que dos días más tarde me comunicarían que padecía cáncer metastásico procedente del melanoma que había padecido en el ojo nueve años antes. Me alegro de haber podido completar mi autobiografía antes de saberlo, y también, por primera vez en mi vida, de haber hablado de mi sexualidad de manera plena y abierta, afrontando sin tapujos lo que pudieran pensar los demás, sin guardar en mi interior más secretos ni sentimientos de culpa.

En febrero me pareció que, con la misma sinceridad, tenía que hablar del cáncer que me afectaba y de la proximidad de la muerte. De hecho, me encontraba en el hospital cuando escribí el ensayo «De mi propia vida», publicado en *The New York Times*. En julio escribí otro texto para ese mismo periódico, «Mi tabla periódica», en el que el cosmos físico y los elementos que tanto me gustaban adquirían vida propia.

Y ahora, débil, sin aliento, con los músculos antaño firmes reblandecidos por el cáncer, descubro que mis pensamientos cada vez giran menos en torno a lo sobrenatural o espiritual y más en torno a lo que significa llevar una vida buena y que merezca la pena, alcanzar una sensación de paz con uno mismo. Me descubro pensando en el sabbat, el día de descanso, el séptimo día de la semana, y quizá también el séptimo día de la propia vida, cuando tienes la sensación de que tu obra está terminada y de que, con la conciencia tranquila, puedes descansar.

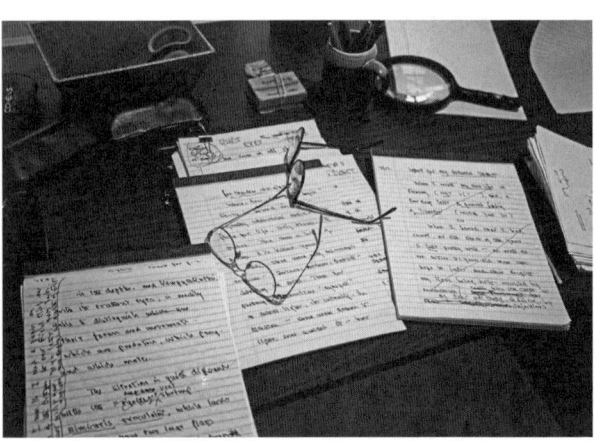

Todas las fotografías son de Bill Hayes

www.billhayes.com

ÍNDICE

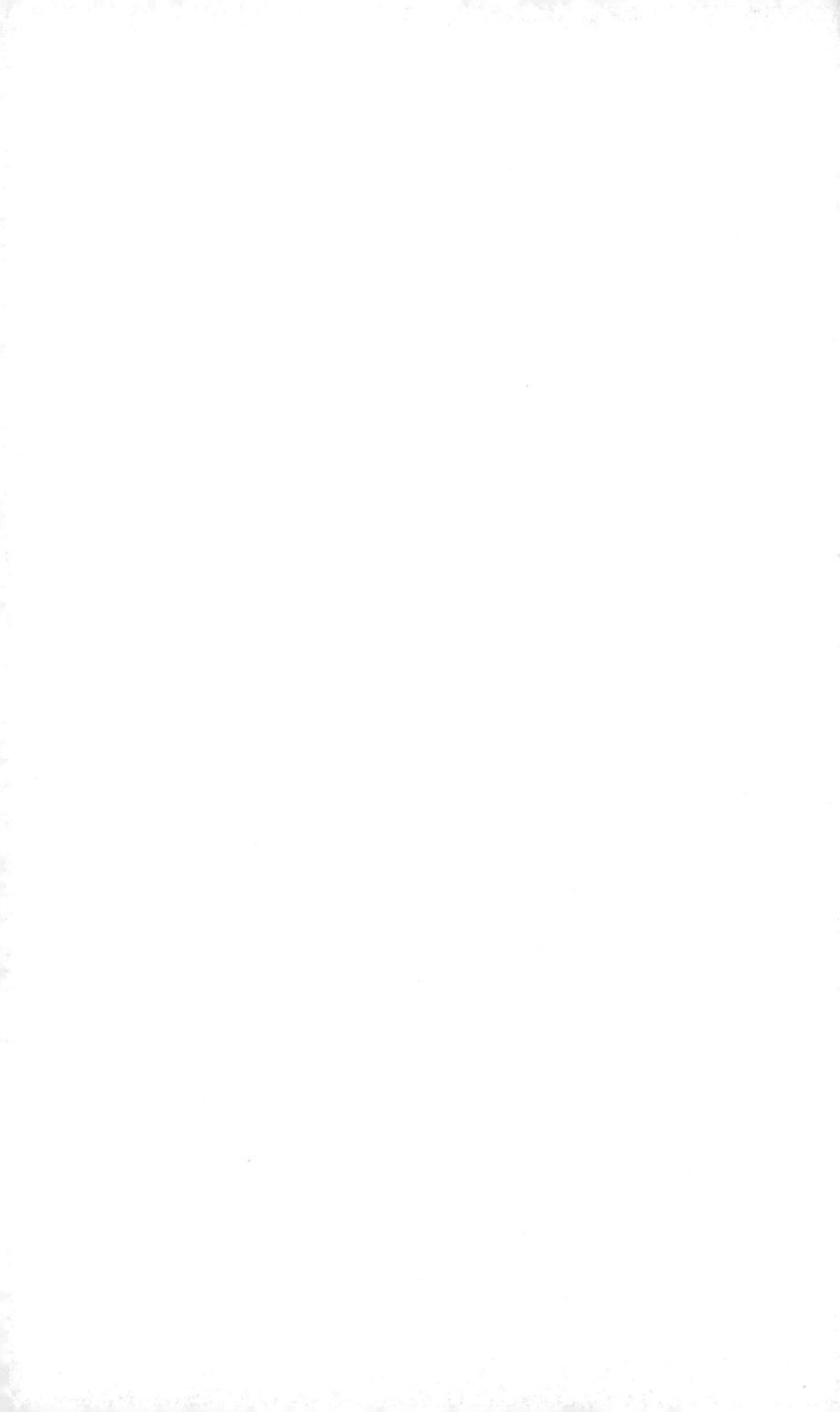

Impreso en Talleres Gráficos
LIBERDÚPLEX, S. L. U.,
ctra. BV 2249, km 7,4 - Polígono Torrentfondo
08791 Sant Llorenç d'Hortons

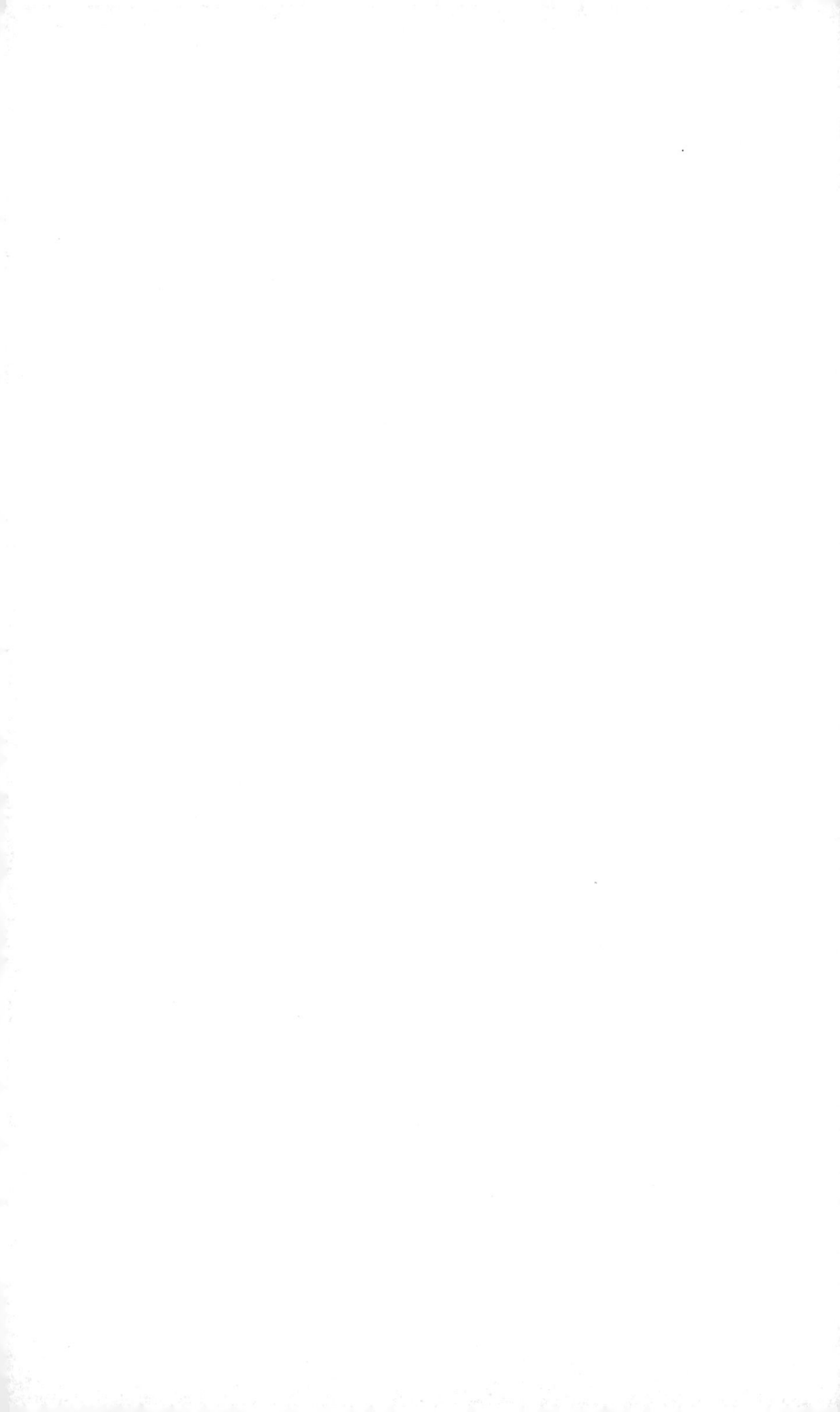